Persönliche Daten

Name _____

Telefon _____

Anschrift _____

Im Falle eines Notfalls
Bitte Kontakt

Name _____

Telefon _____

Anschrift _____

Wichtige Kontakte

Arzt _____

Apotheke _____

Augenklinik _____

Zahnarzt _____

Name _____	**Name** _____
Handy _____	**Handy** _____
Arbeit _____	**Arbeit** _____
Zuhause _____	**Zuhause** _____
E-Mail _____	**E-Mail** _____
Andere _____	**Andere** _____

Anmerkungen

_____

_____

_____

_____

_____

> ....

Monat :.........................

Jahr :.........................

Datum	Uhrzeit	Blutdruck SYS / DIA	Herzfrequenz	Atemfrequenz	Sauerstoffgehalt	Blutzucker	Temperatur C / F	Gewicht	Anmerkungen
	am. pm.					Pre Post NBZ			
Anmerkungen									
	am. pm.					Pre Post NBZ			
Anmerkungen									
	am. pm.					Pre Post NBZ			
Anmerkungen									
	am. pm.					Pre Post NBZ			
Anmerkungen									
	am. pm.					Pre Post NBZ			
Anmerkungen									
	am. pm.					Pre Post NBZ			
Anmerkungen									
	am. pm.					Pre Post NBZ			
Anmerkungen									
	am. pm.					Pre Post NBZ			
Anmerkungen									
	am. pm.					Pre Post NBZ			
Anmerkungen									
	am. pm.					Pre Post NBZ			
Anmerkungen									
	am. pm.					Pre Post NBZ			
Anmerkungen									
	am. pm.					Pre Post NBZ			
Anmerkungen									
	am. pm.					Pre Post NBZ			
Anmerkungen									
	am. pm.					Pre Post NBZ			
Anmerkungen									
	am. pm.					Pre Post NBZ			
Anmerkungen									
	am. pm.					Pre Post NBZ			

> ....

Monat :......................
Jahr :......................

Datum	Uhrzeit		Blutdruck SYS / DIA		Herzfrequenz	Atemfrequenz	Sauerstoffgehalt	Blutzucker	Temperatur °C / °F	Gewicht	Anmerkungen
		○am. ○pm.						○Pre ○Post NBZ			
Anmerkungen											
		○am. ○pm.						○Pre ○Post NBZ			
Anmerkungen											
		○am. ○pm.						○Pre ○Post NBZ			
Anmerkungen											
		○am. ○pm.						○Pre ○Post NBZ			
Anmerkungen											
		○am. ○pm.						○Pre ○Post NBZ			
Anmerkungen											
		○am. ○pm.						○Pre ○Post NBZ			
Anmerkungen											
		○am. ○pm.						○Pre ○Post NBZ			
Anmerkungen											
		○am. ○pm.						○Pre ○Post NBZ			
Anmerkungen											
		○am. ○pm.						○Pre ○Post NBZ			
Anmerkungen											
		○am. ○pm.						○Pre ○Post NBZ			
Anmerkungen											
		○am. ○pm.						○Pre ○Post NBZ			
Anmerkungen											
		○am. ○pm.						○Pre ○Post NBZ			
Anmerkungen											
		○am. ○pm.						○Pre ○Post NBZ			
Anmerkungen											
		○am. ○pm.						○Pre ○Post NBZ			
Anmerkungen											
		○am. ○pm.						○Pre ○Post NBZ			
Anmerkungen											
		○am. ○pm.						○Pre ○Post NBZ			

>
....

Monat : ....
Jahr : ....

Datum	Uhrzeit	Blutdruck SYS / DIA	Herzfrequenz	Atemfrequenz	Sauerstoffgehalt	Blutzucker	Temperatur °C / °F	Gewicht	Anmerkungen
	○ am. ○ pm.					Pre○ Post○ NBZ			
Anmerkungen									
	○ am. ○ pm.					Pre○ Post○ NBZ			
Anmerkungen									
	○ am. ○ pm.					Pre○ Post○ NBZ			
Anmerkungen									
	○ am. ○ pm.					Pre○ Post○ NBZ			
Anmerkungen									
	○ am. ○ pm.					Pre○ Post○ NBZ			
Anmerkungen									
	○ am. ○ pm.					Pre○ Post○ NBZ			
Anmerkungen									
	○ am. ○ pm.					Pre○ Post○ NBZ			
Anmerkungen									
	○ am. ○ pm.					Pre○ Post○ NBZ			
Anmerkungen									
	○ am. ○ pm.					Pre○ Post○ NBZ			
Anmerkungen									
	○ am. ○ pm.					Pre○ Post○ NBZ			
Anmerkungen									
	○ am. ○ pm.					Pre○ Post○ NBZ			
Anmerkungen									
	○ am. ○ pm.					Pre○ Post○ NBZ			
Anmerkungen									
	○ am. ○ pm.					Pre○ Post○ NBZ			
Anmerkungen									
	○ am. ○ pm.					Pre○ Post○ NBZ			
Anmerkungen									
	○ am. ○ pm.					Pre○ Post○ NBZ			
Anmerkungen									
	○ am. ○ pm.					Pre○ Post○ NBZ			

> ....

Monat :........................
Jahr :........................

Datum	Uhrzeit	Blutdruck SYS / DIA	Herzfrequenz	Atemfrequenz	Sauerstoffgehalt	Blutzucker	Temperatur °C / °F	Gewicht	Anmerkungen
	○am. ○pm.					○Pre ○Post ○NBZ			
Anmerkungen									
	○am. ○pm.					○Pre ○Post ○NBZ			
Anmerkungen									
	○am. ○pm.					○Pre ○Post ○NBZ			
Anmerkungen									
	○am. ○pm.					○Pre ○Post ○NBZ			
Anmerkungen									
	○am. ○pm.					○Pre ○Post ○NBZ			
Anmerkungen									
	○am. ○pm.					○Pre ○Post ○NBZ			
Anmerkungen									
	○am. ○pm.					○Pre ○Post ○NBZ			
Anmerkungen									
	○am. ○pm.					○Pre ○Post ○NBZ			
Anmerkungen									
	○am. ○pm.					○Pre ○Post ○NBZ			
Anmerkungen									
	○am. ○pm.					○Pre ○Post ○NBZ			
Anmerkungen									
	○am. ○pm.					○Pre ○Post ○NBZ			
Anmerkungen									
	○am. ○pm.					○Pre ○Post ○NBZ			
Anmerkungen									
	○am. ○pm.					○Pre ○Post ○NBZ			
Anmerkungen									
	○am. ○pm.					○Pre ○Post ○NBZ			
Anmerkungen									
	○am. ○pm.					○Pre ○Post ○NBZ			

> ....

Monat :........................
Jahr :........................

Datum	Uhrzeit	SYS / DIA	Blutdruck /	Herzfrequenz /	Atemfrequenz /	Sauerstoffgehalt /	Blutzucker	Temperatur C / F /	Gewicht	Anmerkungen
	○ am. ○ pm.	|					Pre Post NBZ			
Anmerkungen										
	○ am. ○ pm.	|					Pre Post NBZ			
Anmerkungen										
	○ am. ○ pm.	|					Pre Post NBZ			
Anmerkungen										
	○ am. ○ pm.	|					Pre Post NBZ			
Anmerkungen										
	○ am. ○ pm.	|					Pre Post NBZ			
Anmerkungen										
	○ am. ○ pm.	|					Pre Post NBZ			
Anmerkungen										
	○ am. ○ pm.	|					Pre Post NBZ			
Anmerkungen										
	○ am. ○ pm.	|					Pre Post NBZ			
Anmerkungen										
	○ am. ○ pm.	|					Pre Post NBZ			
Anmerkungen										
	○ am. ○ pm.	|					Pre Post NBZ			
Anmerkungen										
	○ am. ○ pm.	|					Pre Post NBZ			
Anmerkungen										
	○ am. ○ pm.	|					Pre Post NBZ			
Anmerkungen										
	○ am. ○ pm.	|					Pre Post NBZ			
Anmerkungen										
	○ am. ○ pm.	|					Pre Post NBZ			
Anmerkungen										
	○ am. ○ pm.	|					Pre Post NBZ			
Anmerkungen										
	○ am. ○ pm.	|					Pre Post NBZ			

>
....

Monat :..................
Jahr :..................

Datum	Uhrzeit	SYS	/	DIA	Blutdruck /	Herzfrequenz	Atemfrequenz /	Sauerstoffgehalt /	Blutzucker	Temperatur °C / °F	Gewicht /	Anmerkungen
	am. pm.								Pre Post NBZ			
Anmerkungen												
	am. pm.								Pre Post NBZ			
Anmerkungen												
	am. pm.								Pre Post NBZ			
Anmerkungen												
	am. pm.								Pre Post NBZ			
Anmerkungen												
	am. pm.								Pre Post NBZ			
Anmerkungen												
	am. pm.								Pre Post NBZ			
Anmerkungen												
	am. pm.								Pre Post NBZ			
Anmerkungen												
	am. pm.								Pre Post NBZ			
Anmerkungen												
	am. pm.								Pre Post NBZ			
Anmerkungen												
	am. pm.								Pre Post NBZ			
Anmerkungen												
	am. pm.								Pre Post NBZ			
Anmerkungen												
	am. pm.								Pre Post NBZ			
Anmerkungen												
	am. pm.								Pre Post NBZ			
Anmerkungen												
	am. pm.								Pre Post NBZ			
Anmerkungen												
	am. pm.								Pre Post NBZ			
Anmerkungen												
	am. pm.								Pre Post NBZ			

Informationen zur Medikation

Datum	Medikation	Anmerkungen

Informationen zur
Medikation

Datum	Medikation	Anmerkungen

Informationen zur Medikation

Datum	Medikation	Anmerkungen

Informationen zur Medikation

Datum	Medikation	Anmerkungen

Anmerkungen

Anmerkungen

Anmerkungen

Anmerkungen

Anmerkungen

Anmerkungen

> ....

Monat :......................

Jahr :......................

Datum	Uhrzeit	Blutdruck SYS / DIA		Herzfrequenz	Atemfrequenz	Sauerstoffgehalt	Blutzucker	Temperatur °C / °F	Gewicht	Anmerkungen
	○am. ○pm.						Pre ○Post NBZ			
Anmerkungen										
	○am. ○pm.						Pre ○Post NBZ			
Anmerkungen										
	○am. ○pm.						Pre ○Post NBZ			
Anmerkungen										
	○am. ○pm.						Pre ○Post NBZ			
Anmerkungen										
	○am. ○pm.						Pre ○Post NBZ			
Anmerkungen										
	○am. ○pm.						Pre ○Post NBZ			
Anmerkungen										
	○am. ○pm.						Pre ○Post NBZ			
Anmerkungen										
	○am. ○pm.						Pre ○Post NBZ			
Anmerkungen										
	○am. ○pm.						Pre ○Post NBZ			
Anmerkungen										
	○am. ○pm.						Pre ○Post NBZ			
Anmerkungen										
	○am. ○pm.						Pre ○Post NBZ			
Anmerkungen										
	○am. ○pm.						○Pre ○Post NBZ			
Anmerkungen										
	○am. ○pm.						Pre ○Post NBZ			
Anmerkungen										
	○am. ○pm.						Pre ○Post NBZ			
Anmerkungen										
	○am. ○pm.						Pre ○Post NBZ			
Anmerkungen										
	○am. ○pm.						Pre ○Post NBZ			

> ....

Monat : ....
Jahr : ....

Datum	Uhrzeit	Blutdruck SYS / DIA	Herzfrequenz	Atemfrequenz	Sauerstoffgehalt	Blutzucker	Temperatur °C / °F	Gewicht	Anmerkungen
	○am. ○pm.					○Pre ○Post ○NBZ			
Anmerkungen									
	○am. ○pm.					○Pre ○Post ○NBZ			
Anmerkungen									
	○am. ○pm.					○Pre ○Post ○NBZ			
Anmerkungen									
	○am. ○pm.					○Pre ○Post ○NBZ			
Anmerkungen									
	○am. ○pm.					○Pre ○Post ○NBZ			
Anmerkungen									
	○am. ○pm.					○Pre ○Post ○NBZ			
Anmerkungen									
	○am. ○pm.					○Pre ○Post ○NBZ			
Anmerkungen									
	○am. ○pm.					○Pre ○Post ○NBZ			
Anmerkungen									
	○am. ○pm.					○Pre ○Post ○NBZ			
Anmerkungen									
	○am. ○pm.					○Pre ○Post ○NBZ			
Anmerkungen									
	○am. ○pm.					○Pre ○Post ○NBZ			
Anmerkungen									
	○am. ○pm.					○Pre ○Post ○NBZ			
Anmerkungen									
	○am. ○pm.					○Pre ○Post ○NBZ			
Anmerkungen									
	○am. ○pm.					○Pre ○Post ○NBZ			
Anmerkungen									
	○am. ○pm.					○Pre ○Post ○NBZ			

> ....

Monat :........................
Jahr :........................

Datum	Uhrzeit	SYS	/	DIA	Blutdruck	Herzfrequenz	Atemfrequenz	Sauerstoffgehalt	Blutzucker	Temperatur °C/°F	Gewicht	Anmerkungen
	○am. ○pm.								Pre○ Post○ NBZ			
Anmerkungen												
	○am. ○pm.								Pre○ Post○ NBZ			
Anmerkungen												
	○am. ○pm.								Pre○ Post○ NBZ			
Anmerkungen												
	○am. ○pm.								Pre○ Post○ NBZ			
Anmerkungen												
	○am. ○pm.								Pre○ Post○ NBZ			
Anmerkungen												
	○am. ○pm.								Pre○ Post○ NBZ			
Anmerkungen												
	○am. ○pm.								Pre○ Post○ NBZ			
Anmerkungen												
	○am. ○pm.								Pre○ Post○ NBZ			
Anmerkungen												
	○am. ○pm.								Pre○ Post○ NBZ			
Anmerkungen												
	○am. ○pm.								Pre○ Post○ NBZ			
Anmerkungen												
	○am. ○pm.								Pre○ Post○ NBZ			
Anmerkungen												
	○am. ○pm.								Pre○ Post○ NBZ			
Anmerkungen												
	○am. ○pm.								Pre○ Post○ NBZ			
Anmerkungen												
	○am. ○pm.								Pre○ Post○ NBZ			
Anmerkungen												
	○am. ○pm.								Pre○ Post○ NBZ			
Anmerkungen												
	○am. ○pm.								Pre○ Post○ NBZ			

>
....

Monat :.....................
Jahr :.....................

Datum	Uhrzeit	SYS	DIA	Blutdruck	Herzfrequenz	Atemfrequenz	Sauerstoffgehalt	Blutzucker	Temperatur °C / °F	Gewicht	Anmerkungen
	○ am. ○ pm.							○ Pre ○ Post ○ NBZ			
Anmerkungen											
	○ am. ○ pm.							○ Pre ○ Post ○ NBZ			
Anmerkungen											
	○ am. ○ pm.							○ Pre ○ Post ○ NBZ			
Anmerkungen											
	○ am. ○ pm.							○ Pre ○ Post ○ NBZ			
Anmerkungen											
	○ am. ○ pm.							○ Pre ○ Post ○ NBZ			
Anmerkungen											
	○ am. ○ pm.							○ Pre ○ Post ○ NBZ			
Anmerkungen											
	○ am. ○ pm.							○ Pre ○ Post ○ NBZ			
Anmerkungen											
	○ am. ○ pm.							○ Pre ○ Post ○ NBZ			
Anmerkungen											
	○ am. ○ pm.							○ Pre ○ Post ○ NBZ			
Anmerkungen											
	○ am. ○ pm.							○ Pre ○ Post ○ NBZ			
Anmerkungen											
	○ am. ○ pm.							○ Pre ○ Post ○ NBZ			
Anmerkungen											
	○ am. ○ pm.							○ Pre ○ Post ○ NBZ			
Anmerkungen											
	○ am. ○ pm.							○ Pre ○ Post ○ NBZ			
Anmerkungen											
	○ am. ○ pm.							○ Pre ○ Post ○ NBZ			
Anmerkungen											
	○ am. ○ pm.							○ Pre ○ Post ○ NBZ			
Anmerkungen											
	○ am. ○ pm.							○ Pre ○ Post ○ NBZ			

> ....

Monat :........................
Jahr :........................

Datum	Uhrzeit	Blutdruck SYS / DIA		Herzfrequenz	Atemfrequenz	Sauerstoffgehalt	Blutzucker	Temperatur °C / F	Gewicht	Anmerkungen
	○ am. ○ pm.						Pre ○ Post ○ NBZ			
Anmerkungen										
	○ am. ○ pm.						Pre ○ Post ○ NBZ			
Anmerkungen										
	○ am. ○ pm.						Pre ○ Post ○ NBZ			
Anmerkungen										
	○ am. ○ pm.						Pre ○ Post ○ NBZ			
Anmerkungen										
	○ am. ○ pm.						Pre ○ Post ○ NBZ			
Anmerkungen										
	am. ○ pm.						Pre ○ Post ○ NBZ			
Anmerkungen										
	○ am. ○ pm.						Pre ○ Post ○ NBZ			
Anmerkungen										
	○ am. ○ pm.						Pre ○ Post ○ NBZ			
Anmerkungen										
	○ am. ○ pm.						Pre ○ Post ○ NBZ			
Anmerkungen										
	○ am. ○ pm.						Pre ○ Post ○ NBZ			
Anmerkungen										
	○ am. ○ pm.						Pre ○ Post ○ NBZ			
Anmerkungen										
	○ am. ○ pm.						Pre ○ Post ○ NBZ			
Anmerkungen										
	○ am. ○ pm.						○ Pre ○ Post ○ NBZ			
Anmerkungen										
	○ am. ○ pm.						○ Pre ○ Post ○ NBZ			
Anmerkungen										
	○ am. ○ pm.						○ Pre ○ Post ○ NBZ			
Anmerkungen										
	○ am. ○ pm.						○ Pre ○ Post ○ NBZ			
Anmerkungen										
	○ am. ○ pm.						Pre ○ Post ○ NBZ			

>
....

Monat :....................

Jahr :....................

Datum	Uhrzeit	Blutdruck SYS / DIA	Herzfrequenz /	Atemfrequenz /	Sauerstoffgehalt /	Blutzucker /	Temperatur °C / °F	Gewicht /	Anmerkungen
	○am. ○pm.					○Pre ○Post NBZ			
Anmerkungen									
	○am. ○pm.					○Pre ○Post NBZ			
Anmerkungen									
	○am. ○pm.					○Pre ○Post NBZ			
Anmerkungen									
	○am. ○pm.					○Pre ○Post NBZ			
Anmerkungen									
	○am. ○pm.					○Pre ○Post NBZ			
Anmerkungen									
	○am. ○pm.					○Pre ○Post NBZ			
Anmerkungen									
	○am. ○pm.					○Pre ○Post NBZ			
Anmerkungen									
	○am. ○pm.					○Pre ○Post NBZ			
Anmerkungen									
	○am. ○pm.					○Pre ○Post NBZ			
Anmerkungen									
	○am. ○pm.					○Pre ○Post NBZ			
Anmerkungen									
	○am. ○pm.					○Pre ○Post NBZ			
Anmerkungen									
	○am. ○pm.					○Pre ○Post NBZ			
Anmerkungen									
	○am. ○pm.					○Pre ○Post NBZ			
Anmerkungen									
	○am. ○pm.					○Pre ○Post NBZ			
Anmerkungen									
	○am. ○pm.					○Pre ○Post NBZ			

Informationen zur Medikation

Datum	Medikation	Anmerkungen

Informationen zur Medikation

Datum	Medikation	Anmerkungen

Informationen zur Medikation

Datum	Medikation	Anmerkungen

Anmerkungen

Anmerkungen

Anmerkungen

Anmerkungen

Anmerkungen

> ....

Monat :........................

Jahr :........................

Datum Uhrzeit	SYS / DIA	Blutdruck	Herzfrequenz	Atemfrequenz	Sauerstoffgehalt	Blutzucker	Temperatur °C/°F	Gewicht	Anmerkungen

	am. pm.						Pre Post NBZ			

Anmerkungen

| | am. pm. | | | | | | Pre Post NBZ | | | |

Anmerkungen

| | am. pm. | | | | | | Pre Post NBZ | | | |

Anmerkungen

| | am. pm. | | | | | | Pre Post NBZ | | | |

Anmerkungen

| | am. pm. | | | | | | Pre Post NBZ | | | |

Anmerkungen

| | am. pm. | | | | | | Pre Post NBZ | | | |

Anmerkungen

| | am. pm. | | | | | | Pre Post NBZ | | | |

Anmerkungen

| | am. pm. | | | | | | Pre Post NBZ | | | |

Anmerkungen

| | am. pm. | | | | | | Pre Post NBZ | | | |

Anmerkungen

| | am. pm. | | | | | | Pre Post NBZ | | | |

Anmerkungen

| | am. pm. | | | | | | Pre Post NBZ | | | |

Anmerkungen

| | am. pm. | | | | | | Pre Post NBZ | | | |

Anmerkungen

| | am. pm. | | | | | | Pre Post NBZ | | | |

Anmerkungen

| | am. pm. | | | | | | Pre Post NBZ | | | |

Anmerkungen

| | am. pm. | | | | | | Pre Post NBZ | | | |

Anmerkungen

| | am. pm. | | | | | | Pre Post NBZ | | | |

>
....

Monat :........................

Jahr :........................

Datum	Uhrzeit	Blutdruck SYS / DIA	Herzfrequenz	Atemfrequenz	Sauerstoffgehalt	Blutzucker	Temperatur °C / F	Gewicht	Anmerkungen
	○am. ○pm.					Pre○ Post○ NBZ			
Anmerkungen									
	○am. ○pm.					Pre○ Post○ NBZ			
Anmerkungen									
	○am. ○pm.					Pre○ Post○ NBZ			
Anmerkungen									
	○am. ○pm.					Pre○ Post○ NBZ			
Anmerkungen									
	○am. ○pm.					Pre○ Post○ NBZ			
Anmerkungen									
	○am. ○pm.					Pre○ Post○ NBZ			
Anmerkungen									
	○am. ○pm.					Pre○ Post○ NBZ			
Anmerkungen									
	○am. ○pm.					Pre○ Post NBZ			
Anmerkungen									
	○am. ○pm.					Pre○ Post○ NBZ			
Anmerkungen									
	○am. ○pm.					Pre○ Post NBZ			
Anmerkungen									
	○am. ○pm.					Pre○ Post NBZ			
Anmerkungen									
	○am. ○pm.					Pre○ Post NBZ			
Anmerkungen									
	○am. ○pm.					Pre○ Post○ NBZ			
Anmerkungen									
	○am. ○pm.					Pre○ Post○ NBZ			
Anmerkungen									
	○am. ○pm.					Pre○ Post○ NBZ			
Anmerkungen									
	○am. ○pm.					Pre○ Post NBZ			

> ....

Monat :........................

Jahr :........................

Datum	Uhrzeit	SYS	/	DIA	/	Herzfrequenz	Atemfrequenz	Sauerstoffgehalt	/	Blutzucker	°C / F	/	Gewicht	Anmerkungen
	am. pm.									Pre Post NBZ				
Anmerkungen														
	am. pm.									Pre Post NBZ				
Anmerkungen														
	am. pm.									Pre Post NBZ				
Anmerkungen														
	am. pm.									Pre Post NBZ				
Anmerkungen														
	am. pm.									Pre Post NBZ				
Anmerkungen														
	am. pm.									Pre Post NBZ				
Anmerkungen														
	am. pm.									Pre Post NBZ				
Anmerkungen														
	am. pm.									Pre Post NBZ				
Anmerkungen														
	am. pm.									Pre Post NBZ				
Anmerkungen														
	am. pm.									Pre Post NBZ				
Anmerkungen														
	am. pm.									Pre Post NBZ				
Anmerkungen														
	am. pm.									Pre Post NBZ				
Anmerkungen														
	am. pm.									Pre Post NBZ				
Anmerkungen														
	am. pm.									Pre Post NBZ				
Anmerkungen														
	am. pm.									Pre Post NBZ				
Anmerkungen														
	am. pm.									Pre Post NBZ				

>
....

Monat :........................
Jahr :........................

Datum	Uhrzeit	Blutdruck SYS / DIA	Herzfrequenz	Atemfrequenz	Sauerstoffgehalt	Blutzucker	Temperatur °C / °F	Gewicht	Anmerkungen
	○ am. ○ pm.					○ Pre ○ Post NBZ			
Anmerkungen									
	○ am. ○ pm.					○ Pre ○ Post NBZ			
Anmerkungen									
	○ am. ○ pm.					○ Pre ○ Post NBZ			
Anmerkungen									
	○ am. ○ pm.					○ Pre ○ Post NBZ			
Anmerkungen									
	○ am. ○ pm.					○ Pre ○ Post NBZ			
Anmerkungen									
	○ am. ○ pm.					○ Pre ○ Post NBZ			
Anmerkungen									
	○ am. ○ pm.					○ Pre ○ Post NBZ			
Anmerkungen									
	○ am. ○ pm.					○ Pre ○ Post NBZ			
Anmerkungen									
	○ am. ○ pm.					○ Pre ○ Post NBZ			
Anmerkungen									
	○ am. ○ pm.					○ Pre ○ Post NBZ			
Anmerkungen									
	○ am. ○ pm.					○ Pre ○ Post NBZ			
Anmerkungen									
	○ am. ○ pm.					○ Pre ○ Post NBZ			
Anmerkungen									
	○ am. ○ pm.					○ Pre ○ Post NBZ			
Anmerkungen									
	○ am. ○ pm.					○ Pre ○ Post NBZ			
Anmerkungen									
	○ am. ○ pm.					○ Pre ○ Post NBZ			
Anmerkungen									
	○ am. ○ pm.					○ Pre ○ Post NBZ			

> ....

Monat : ....

Jahr : ....

Datum	Uhrzeit	Blutdruck SYS / DIA	Herzfrequenz	Atemfrequenz	Sauerstoffgehalt	Blutzucker	Temperatur °C / °F	Gewicht	Anmerkungen
	○ am. ○ pm.	/				○ Pre ○ Post ○ NBZ			
Anmerkungen									
	○ am. ○ pm.	/				○ Pre ○ Post ○ NBZ			
Anmerkungen									
	○ am. ○ pm.	/				○ Pre ○ Post ○ NBZ			
Anmerkungen									
	○ am. ○ pm.	/				○ Pre ○ Post ○ NBZ			
Anmerkungen									
	○ am. ○ pm.	/				○ Pre ○ Post ○ NBZ			
Anmerkungen									
	○ am. ○ pm.	/				○ Pre ○ Post ○ NBZ			
Anmerkungen									
	○ am. ○ pm.	/				○ Pre ○ Post ○ NBZ			
Anmerkungen									
	○ am. ○ pm.	/				○ Pre ○ Post ○ NBZ			
Anmerkungen									
	○ am. ○ pm.	/				○ Pre ○ Post ○ NBZ			
Anmerkungen									
	○ am. ○ pm.	/				○ Pre ○ Post ○ NBZ			
Anmerkungen									
	○ am. ○ pm.	/				○ Pre ○ Post ○ NBZ			
Anmerkungen									
	○ am. ○ pm.	/				○ Pre ○ Post ○ NBZ			
Anmerkungen									
	○ am. ○ pm.	/				○ Pre ○ Post ○ NBZ			
Anmerkungen									
	○ am. ○ pm.	/				○ Pre ○ Post ○ NBZ			
Anmerkungen									
	○ am. ○ pm.	/				○ Pre ○ Post ○ NBZ			
Anmerkungen									
	○ am. ○ pm.	/				○ Pre ○ Post ○ NBZ			

>
....

Monat :...........................
Jahr :.......................

Datum	Uhrzeit	SYS	DIA	Blutdruck	Herzfrequenz	Atemfrequenz	Sauerstoffgehalt	Blutzucker	Temperatur °C/°F	Gewicht	Anmerkungen
	○am. ○pm.						○Pre ○Post ○NBZ				
Anmerkungen											
	○am. ○pm.						○Pre ○Post ○NBZ				
Anmerkungen											
	○am. ○pm.						○Pre ○Post ○NBZ				
Anmerkungen											
	○am. ○pm.						○Pre ○Post ○NBZ				
Anmerkungen											
	○am. ○pm.						○Pre ○Post ○NBZ				
Anmerkungen											
	○am. ○pm.						○Pre ○Post ○NBZ				
Anmerkungen											
	○am. ○pm.						○Pre ○Post ○NBZ				
Anmerkungen											
	○am. ○pm.						○Pre ○Post ○NBZ				
Anmerkungen											
	○am. ○pm.						○Pre ○Post ○NBZ				
Anmerkungen											
	○am. ○pm.						○Pre ○Post ○NBZ				
Anmerkungen											
	○am. ○pm.						○Pre ○Post ○NBZ				
Anmerkungen											
	○am. ○pm.						○Pre ○Post ○NBZ				
Anmerkungen											
	○am. ○pm.						○Pre ○Post ○NBZ				
Anmerkungen											
	○am. ○pm.						○Pre ○Post ○NBZ				
Anmerkungen											
	○am. ○pm.						○Pre ○Post ○NBZ				

Informationen zur Medikation

Datum	Medikation	Anmerkungen

Informationen zur Medikation

Datum	Medikation	Anmerkungen

Informationen zur Medikation

Datum	Medikation	Anmerkungen

Anmerkungen

Anmerkungen

Anmerkungen

Anmerkungen

Anmerkungen

> ....

Monat :......................

Jahr :......................

Datum	Uhrzeit	SYS	/	DIA	Blutdruck /	Herzfrequenz /	Atemfrequenz /	Sauerstoffgehalt /	Blutzucker	Temperatur °C / F /	Gewicht	Anmerkungen
	○ am. ○ pm.								Pre Post NBZ			
Anmerkungen												
	○ am. ○ pm.								Pre Post NBZ			
Anmerkungen												
	○ am. ○ pm.								Pre Post NBZ			
Anmerkungen												
	○ am. ○ pm.								Pre Post NBZ			
Anmerkungen												
	○ am. ○ pm.								Pre Post NBZ			
Anmerkungen												
	○ am. ○ pm.								Pre Post NBZ			
Anmerkungen												
	○ am. ○ pm.								Pre Post NBZ			
Anmerkungen												
	○ am. ○ pm.								Pre Post NBZ			
Anmerkungen												
	○ am. ○ pm.								Pre Post NBZ			
Anmerkungen												
	○ am. ○ pm.								Pre Post NBZ			
Anmerkungen												
	○ am. ○ pm.								Pre Post NBZ			
Anmerkungen												
	○ am. ○ pm.								Pre Post NBZ			
Anmerkungen												
	am. pm.								Pre Post NBZ			
Anmerkungen												
	am. pm.								Pre Post NBZ			
Anmerkungen												
	am. pm.								Pre Post NBZ			
Anmerkungen												
	am. pm.								Pre Post NBZ			

> ....

Monat :........................
Jahr :........................

Datum	Uhrzeit	Blutdruck SYS / DIA	Herzfrequenz	Atemfrequenz	Sauerstoffgehalt	Blutzucker	Temperatur °C / °F	Gewicht	Anmerkungen
	○am. ○pm.					○Pre ○Post ○NBZ			
Anmerkungen									
	○am. ○pm.					○Pre ○Post ○NBZ			
Anmerkungen									
	○am. ○pm.					○Pre ○Post ○NBZ			
Anmerkungen									
	○am. ○pm.					○Pre ○Post ○NBZ			
Anmerkungen									
	○am. ○pm.					○Pre ○Post ○NBZ			
Anmerkungen									
	○am. ○pm.					○Pre ○Post ○NBZ			
Anmerkungen									
	○am. ○pm.					○Pre ○Post ○NBZ			
Anmerkungen									
	○am. ○pm.					○Pre ○Post ○NBZ			
Anmerkungen									
	○am. ○pm.					○Pre ○Post ○NBZ			
Anmerkungen									
	○am. ○pm.					○Pre ○Post ○NBZ			
Anmerkungen									
	○am. ○pm.					○Pre ○Post ○NBZ			
Anmerkungen									
	○am. ○pm.					○Pre ○Post ○NBZ			
Anmerkungen									
	○am. ○pm.					○Pre ○Post ○NBZ			
Anmerkungen									
	○am. ○pm.					○Pre ○Post ○NBZ			
Anmerkungen									
	○am. ○pm.					○Pre ○Post ○NBZ			

> ....

Monat :........................

Jahr :........................

Datum	Uhrzeit	Blutdruck SYS / DIA	Herzfrequenz	Atemfrequenz	Sauerstoffgehalt	Blutzucker	Temperatur °C / °F	Gewicht	Anmerkungen
	am. pm.					Pre Post NBZ			
Anmerkungen									
	am. pm.					Pre Post NBZ			
Anmerkungen									
	am. pm.					Pre Post NBZ			
Anmerkungen									
	am. pm.					Pre Post NBZ			
Anmerkungen									
	am. pm.					Pre Post NBZ			
Anmerkungen									
	am. pm.					Pre Post NBZ			
Anmerkungen									
	am. pm.					Pre Post NBZ			
Anmerkungen									
	am. pm.					Pre Post NBZ			
Anmerkungen									
	am. pm.					Pre Post NBZ			
Anmerkungen									
	am. pm.					Pre Post NBZ			
Anmerkungen									
	am. pm.					Pre Post NBZ			
Anmerkungen									
	am. pm.					Pre Post NBZ			
Anmerkungen									
	am. pm.					Pre Post NBZ			
Anmerkungen									
	am. pm.					Pre Post NBZ			
Anmerkungen									
	am. pm.					Pre Post NBZ			
Anmerkungen									
	am. pm.					Pre Post NBZ			

>
....

Monat :......................
Jahr :......................

Datum	Uhrzeit	SYS	/	DIA	Blutdruck /	Herzfrequenz /	Atemfrequenz /	Sauerstoffgehalt /	Blutzucker	Temperatur °C /°F /	Gewicht	Anmerkungen
	○am. ○pm.								○Pre ○Post ○NBZ			
Anmerkungen												
	○am. ○pm.								○Pre ○Post ○NBZ			
Anmerkungen												
	○am. ○pm.								○Pre ○Post ○NBZ			
Anmerkungen												
	○am. ○pm.								○Pre ○Post ○NBZ			
Anmerkungen												
	○am. ○pm.								○Pre ○Post ○NBZ			
Anmerkungen												
	○am. ○pm.								○Pre ○Post ○NBZ			
Anmerkungen												
	○am. ○pm.								○Pre ○Post ○NBZ			
Anmerkungen												
	○am. ○pm.								○Pre ○Post ○NBZ			
Anmerkungen												
	○am. ○pm.								○Pre ○Post ○NBZ			
Anmerkungen												
	○am. ○pm.								○Pre ○Post ○NBZ			
Anmerkungen												
	○am. ○pm.								○Pre ○Post ○NBZ			
Anmerkungen												
	○am. ○pm.								○Pre ○Post ○NBZ			
Anmerkungen												
	○am. ○pm.								○Pre ○Post ○NBZ			
Anmerkungen												
	○am. ○pm.								○Pre ○Post ○NBZ			
Anmerkungen												
	○am. ○pm.								○Pre ○Post ○NBZ			
Anmerkungen												
	○am. ○pm.								○Pre ○Post ○NBZ			

> ....

Monat :........................

Jahr :........................

Datum	Uhrzeit	SYS	/	DIA	Blutdruck	Herzfrequenz	Atemfrequenz	Sauerstoffgehalt	Blutzucker	Temperatur °C / F	Gewicht	Anmerkungen
	○ am. ○ pm.								Pre ○ Post ○ NBZ			
Anmerkungen												
	○ am. ○ pm.								Pre ○ Post ○ NBZ			
Anmerkungen												
	○ am. ○ pm.								Pre ○ Post ○ NBZ			
Anmerkungen												
	○ am. ○ pm.								Pre ○ Post ○ NBZ			
Anmerkungen												
	○ am. ○ pm.								Pre ○ Post ○ NBZ			
Anmerkungen												
	○ am. ○ pm.								Pre ○ Post ○ NBZ			
Anmerkungen												
	○ am. ○ pm.								Pre ○ Post ○ NBZ			
Anmerkungen												
	○ am. ○ pm.								Pre ○ Post ○ NBZ			
Anmerkungen												
	○ am. ○ pm.								Pre ○ Post ○ NBZ			
Anmerkungen												
	○ am. ○ pm.								Pre ○ Post ○ NBZ			
Anmerkungen												
	○ am. ○ pm.								Pre ○ Post ○ NBZ			
Anmerkungen												
	○ am. ○ pm.								Pre ○ Post ○ NBZ			
Anmerkungen												
	○ am. ○ pm.								Pre ○ Post ○ NBZ			
Anmerkungen												
	○ am. ○ pm.								Pre ○ Post ○ NBZ			
Anmerkungen												
	○ am. ○ pm.								Pre ○ Post ○ NBZ			

>
....

Monat :........................
Jahr :........................

Datum	Uhrzeit	Blutdruck SYS / DIA	Herzfrequenz	Atemfrequenz	Sauerstoffgehalt	Blutzucker	Temperatur °C / °F	Gewicht	Anmerkungen
	○am. ○pm.					○Pre ○Post NBZ			
Anmerkungen									
	○am. ○pm.					○Pre ○Post NBZ			
Anmerkungen									
	○am. ○pm.					○Pre ○Post NBZ			
Anmerkungen									
	○am. ○pm.					○Pre ○Post NBZ			
Anmerkungen									
	○am. ○pm.					○Pre ○Post NBZ			
Anmerkungen									
	○am. ○pm.					○Pre ○Post NBZ			
Anmerkungen									
	○am. ○pm.					○Pre ○Post NBZ			
Anmerkungen									
	○am. ○pm.					○Pre ○Post NBZ			
Anmerkungen									
	○am. ○pm.					○Pre ○Post NBZ			
Anmerkungen									
	○am. ○pm.					○Pre ○Post NBZ			
Anmerkungen									
	○am. ○pm.					○Pre ○Post NBZ			
Anmerkungen									
	○am. ○pm.					○Pre ○Post NBZ			
Anmerkungen									
	○am. ○pm.					○Pre ○Post NBZ			
Anmerkungen									
	○am. ○pm.					○Pre ○Post NBZ			
Anmerkungen									
	○am. ○pm.					○Pre ○Post NBZ			

Informationen zur Medikation

Datum	Medikation	Anmerkungen

Informationen zur Medikation

Datum	Medikation	Anmerkungen

Informationen zur Medikation

Datum	Medikation	Anmerkungen

Anmerkungen

Anmerkungen

Anmerkungen

Anmerkungen

Anmerkungen

> ....

Monat :........................
Jahr :........................

		Blutdruck		Herzfrequenz	Atemfrequenz	Sauerstoffgehalt	Blutzucker	Temperatur	Gewicht	
Datum	Uhrzeit	SYS	/ DIA	/	/	/	/	C / F	/	Anmerkungen
	○ am. ○ pm.						Pre ○ Post ○ NBZ			
Anmerkungen										
	○ am. ○ pm.						Pre ○ Post ○ NBZ			
Anmerkungen										
	○ am. ○ pm.						Pre ○ Post ○ NBZ			
Anmerkungen										
	○ am. ○ pm.						Pre ○ Post ○ NBZ			
Anmerkungen										
	○ am. ○ pm.						Pre ○ Post ○ NBZ			
Anmerkungen										
	○ am. ○ pm.						Pre ○ Post ○ NBZ			
Anmerkungen										
	○ am. ○ pm.						Pre ○ Post ○ NBZ			
Anmerkungen										
	○ am. ○ pm.						Pre ○ Post ○ NBZ			
Anmerkungen										
	○ am. ○ pm.						Pre ○ Post ○ NBZ			
Anmerkungen										
	○ am. ○ pm.						Pre ○ Post ○ NBZ			
Anmerkungen										
	○ am. ○ pm.						Pre ○ Post ○ NBZ			
Anmerkungen										
	○ am. ○ pm.						Pre ○ Post ○ NBZ			
Anmerkungen										
	○ am. ○ pm.						Pre ○ Post ○ NBZ			
Anmerkungen										
	○ am. ○ pm.						Pre ○ Post ○ NBZ			
Anmerkungen										
	○ am. ○ pm.						Pre ○ Post ○ NBZ			

>
....

Monat : ....
Jahr : ....

Datum	Uhrzeit	SYS	DIA	Blutdruck	Herzfrequenz	Atemfrequenz	Sauerstoffgehalt	Blutzucker	Temperatur °C / °F	Gewicht	Anmerkungen
	○am. ○pm.							○Pre ○Post ○NBZ			
Anmerkungen											
	○am. ○pm.							○Pre ○Post ○NBZ			
Anmerkungen											
	○am. ○pm.							○Pre ○Post ○NBZ			
Anmerkungen											
	○am. ○pm.							○Pre ○Post ○NBZ			
Anmerkungen											
	○am. ○pm.							○Pre ○Post ○NBZ			
Anmerkungen											
	○am. ○pm.							○Pre ○Post ○NBZ			
Anmerkungen											
	○am. ○pm.							○Pre ○Post ○NBZ			
Anmerkungen											
	○am. ○pm.							○Pre ○Post ○NBZ			
Anmerkungen											
	○am. ○pm.							○Pre ○Post ○NBZ			
Anmerkungen											
	○am. ○pm.							○Pre ○Post ○NBZ			
Anmerkungen											
	○am. ○pm.							○Pre ○Post ○NBZ			
Anmerkungen											
	○am. ○pm.							○Pre ○Post ○NBZ			
Anmerkungen											
	○am. ○pm.							○Pre ○Post ○NBZ			
Anmerkungen											
	○am. ○pm.							○Pre ○Post ○NBZ			
Anmerkungen											
	○am. ○pm.							○Pre ○Post ○NBZ			

>
....

Monat :........................
Jahr :........................

Datum	Uhrzeit	Blutdruck SYS / DIA		Herzfrequenz	Atemfrequenz	Sauerstoffgehalt	Blutzucker	Temperatur °C/°F	Gewicht	Anmerkungen
	am. pm.						Pre Post NBZ			
Anmerkungen										
	am. pm.						Pre Post NBZ			
Anmerkungen										
	am. pm.						Pre Post NBZ			
Anmerkungen										
	am. pm.						Pre Post NBZ			
Anmerkungen										
	am. pm.						Pre Post NBZ			
Anmerkungen										
	am. pm.						Pre Post NBZ			
Anmerkungen										
	am. pm.						Pre Post NBZ			
Anmerkungen										
	am. pm.						Pre Post NBZ			
Anmerkungen										
	am. pm.						Pre Post NBZ			
Anmerkungen										
	am. pm.						Pre Post NBZ			
Anmerkungen										
	am. pm.						Pre Post NBZ			
Anmerkungen										
	am. pm.						Pre Post NBZ			
Anmerkungen										
	am. pm.						Pre Post NBZ			
Anmerkungen										
	am. pm.						Pre Post NBZ			
Anmerkungen										
	am. pm.						Pre Post NBZ			
Anmerkungen										
	am. pm.						Pre Post NBZ			

Monat :..................

Jahr :..................

Datum	Uhrzeit	Blutdruck SYS / DIA	Herzfrequenz	Atemfrequenz	Sauerstoffgehalt	Blutzucker	Temperatur °C /°F	Gewicht	Anmerkungen
	○am. ○pm.					○Pre ○Post NBZ			
Anmerkungen									
	○am. ○pm.					○Pre ○Post NBZ			
Anmerkungen									
	○am. ○pm.					○Pre ○Post NBZ			
Anmerkungen									
	○am. ○pm.					○Pre ○Post NBZ			
Anmerkungen									
	○am. ○pm.					○Pre ○Post NBZ			
Anmerkungen									
	○am. ○pm.					○Pre ○Post NBZ			
Anmerkungen									
	○am. ○pm.					○Pre ○Post NBZ			
Anmerkungen									
	○am. ○pm.					○Pre ○Post NBZ			
Anmerkungen									
	○am. ○pm.					○Pre ○Post NBZ			
Anmerkungen									
	○am. ○pm.					○Pre ○Post NBZ			
Anmerkungen									
	○am. ○pm.					○Pre ○Post NBZ			
Anmerkungen									
	○am. ○pm.					○Pre ○Post NBZ			
Anmerkungen									
	○am. ○pm.					○Pre ○Post NBZ			
Anmerkungen									
	○am. ○pm.					○Pre ○Post NBZ			
Anmerkungen									
	○am. ○pm.					○Pre ○Post NBZ			
Anmerkungen									
	○am. ○pm.					○Pre ○Post NBZ			

>
....

Monat :.........................
Jahr :.........................

Datum	Uhrzeit	Blutdruck SYS / DIA	/ Herzfrequenz	/ Atemfrequenz	/ Sauerstoffgehalt	/ Blutzucker	Temperatur °C / °F	/ Gewicht	Anmerkungen
	○am. ○pm.					○Pre ○Post NBZ			
Anmerkungen									
	○am. ○pm.					○Pre ○Post NBZ			
Anmerkungen									
	○am. ○pm.					○Pre ○Post NBZ			
Anmerkungen									
	○am. ○pm.					○Pre ○Post NBZ			
Anmerkungen									
	○am. ○pm.					○Pre ○Post NBZ			
Anmerkungen									
	○am. ○pm.					○Pre ○Post NBZ			
Anmerkungen									
	○am. ○pm.					○Pre ○Post NBZ			
Anmerkungen									
	○am. ○pm.					○Pre ○Post NBZ			
Anmerkungen									
	○am. ○pm.					○Pre ○Post NBZ			
Anmerkungen									
	○am. ○pm.					○Pre ○Post NBZ			
Anmerkungen									
	○am. ○pm.					○Pre ○Post NBZ			
Anmerkungen									
	○am. ○pm.					○Pre ○Post NBZ			
Anmerkungen									
	○am. ○pm.					○Pre ○Post NBZ			
Anmerkungen									
	○am. ○pm.					○Pre ○Post NBZ			
Anmerkungen									
	○am. ○pm.					○Pre ○Post NBZ			
Anmerkungen									
	○am. ○pm.					○Pre ○Post NBZ			

> ....

Monat : ....
Jahr : ....

Datum	Uhrzeit		Blutdruck SYS / DIA		Herzfrequenz	Atemfrequenz	Sauerstoffgehalt	Blutzucker		Temperatur °C / F	Gewicht	Anmerkungen
	○am. ○pm.							Pre○ Post○ NBZ				
Anmerkungen												
	○am. ○pm.							Pre○ Post○ NBZ				
Anmerkungen												
	○am. ○pm.							Pre○ Post○ NBZ				
Anmerkungen												
	○am. ○pm.							Pre○ Post○ NBZ				
Anmerkungen												
	○am. ○pm.							Pre○ Post○ NBZ				
Anmerkungen												
	○am. ○pm.							Pre○ Post○ NBZ				
Anmerkungen												
	○am. ○pm.							Pre○ Post○ NBZ				
Anmerkungen												
	○am. ○pm.							Pre○ Post○ NBZ				
Anmerkungen												
	○am. ○pm.							Pre○ Post○ NBZ				
Anmerkungen												
	○am. ○pm.							Pre○ Post○ NBZ				
Anmerkungen												
	○am. ○pm.							Pre○ Post○ NBZ				
Anmerkungen												
	○am. ○pm.							Pre○ Post○ NBZ				
Anmerkungen												
	○am. ○pm.							Pre○ Post○ NBZ				
Anmerkungen												
	○am. ○pm.							Pre○ Post○ NBZ				
Anmerkungen												
	○am. ○pm.							Pre○ Post○ NBZ				
Anmerkungen												
	○am. ○pm.							Pre○ Post○ NBZ				

Informationen zur Medikation

Datum	Medikation	Anmerkungen

Informationen zur Medikation

Datum	Medikation	Anmerkungen

Informationen zur Medikation

Datum	Medikation	Anmerkungen

Anmerkungen

Anmerkungen

Anmerkungen

Anmerkungen

Anmerkungen

>
....

Monat :........................
Jahr :........................

Datum	Uhrzeit	Blutdruck SYS	/	DIA	Herzfrequenz /	Atemfrequenz /	Sauerstoffgehalt /	Blutzucker	Temperatur °C/°F	/	Gewicht	Anmerkungen
	am. pm.							Pre Post NBZ				
Anmerkungen												
	am. pm.							Pre Post NBZ				
Anmerkungen												
	am. pm.							Pre Post NBZ				
Anmerkungen												
	am. pm.							Pre Post NBZ				
Anmerkungen												
	am. pm.							Pre Post NBZ				
Anmerkungen												
	am. pm.							Pre Post NBZ				
Anmerkungen												
	am. pm.							Pre Post NBZ				
Anmerkungen												
	am. pm.							Pre Post NBZ				
Anmerkungen												
	am. pm.							Pre Post NBZ				
Anmerkungen												
	am. pm.							Pre Post NBZ				
Anmerkungen												
	am. pm.							Pre Post NBZ				
Anmerkungen												
	am. pm.							Pre Post NBZ				
Anmerkungen												
	am. pm.							Pre Post NBZ				
Anmerkungen												
	am. pm.							Pre Post NBZ				
Anmerkungen												
	am. pm.							Pre Post NBZ				
Anmerkungen												
	am. pm.							Pre Post NBZ				
Anmerkungen												
	am. pm.							Pre Post NBZ				

>

Monat :........................
Jahr :........................

Datum	Uhrzeit	Blutdruck SYS / DIA	Herzfrequenz	Atemfrequenz	Sauerstoffgehalt	Blutzucker	Temperatur °C / °F	Gewicht	Anmerkungen
	○ am. ○ pm.	/				○ Pre ○ Post NBZ	/		
Anmerkungen									
	○ am. ○ pm.	/				○ Pre ○ Post NBZ	/		
Anmerkungen									
	○ am. ○ pm.	/				○ Pre ○ Post NBZ	/		
Anmerkungen									
	○ am. ○ pm.	/				○ Pre ○ Post NBZ	/		
Anmerkungen									
	○ am. ○ pm.	/				○ Pre ○ Post NBZ	/		
Anmerkungen									
	○ am. ○ pm.	/				○ Pre ○ Post NBZ	/		
Anmerkungen									
	○ am. ○ pm.	/				○ Pre ○ Post NBZ	/		
Anmerkungen									
	○ am. ○ pm.	/				○ Pre ○ Post NBZ	/		
Anmerkungen									
	○ am. ○ pm.	/				○ Pre ○ Post NBZ	/		
Anmerkungen									
	○ am. ○ pm.	/				○ Pre ○ Post NBZ	/		
Anmerkungen									
	○ am. ○ pm.	/				○ Pre ○ Post NBZ	/		
Anmerkungen									
	○ am. ○ pm.	/				○ Pre ○ Post NBZ	/		
Anmerkungen									
	○ am. ○ pm.	/				○ Pre ○ Post NBZ	/		
Anmerkungen									
	○ am. ○ pm.	/				○ Pre ○ Post NBZ	/		
Anmerkungen									
	○ am. ○ pm.	/				○ Pre ○ Post NBZ	/		
Anmerkungen									
	○ am. ○ pm.	/				○ Pre ○ Post NBZ	/		

> ....

Monat : ....

Jahr : ....

Datum	Uhrzeit	Blutdruck SYS	/	DIA	Herzfrequenz	Atemfrequenz	Sauerstoffgehalt	Blutzucker	Temperatur °C / °F	Gewicht	Anmerkungen
	○ am. ○ pm.							Pre○ Post○ NBZ			
Anmerkungen											
	○ am. ○ pm.							Pre○ Post○ NBZ			
Anmerkungen											
	○ am. ○ pm.							Pre○ Post○ NBZ			
Anmerkungen											
	○ am. ○ pm.							Pre○ Post○ NBZ			
Anmerkungen											
	○ am. ○ pm.							Pre○ Post○ NBZ			
Anmerkungen											
	○ am. ○ pm.							Pre○ Post○ NBZ			
Anmerkungen											
	○ am. ○ pm.							Pre○ Post○ NBZ			
Anmerkungen											
	○ am. ○ pm.							Pre○ Post○ NBZ			
Anmerkungen											
	○ am. ○ pm.							Pre○ Post○ NBZ			
Anmerkungen											
	○ am. ○ pm.							Pre○ Post○ NBZ			
Anmerkungen											
	○ am. ○ pm.							Pre○ Post○ NBZ			
Anmerkungen											
	○ am. ○ pm.							Pre○ Post○ NBZ			
Anmerkungen											
	○ am. ○ pm.							Pre○ Post○ NBZ			
Anmerkungen											
	○ am. ○ pm.							Pre○ Post○ NBZ			
Anmerkungen											
	○ am. ○ pm.							Pre○ Post○ NBZ			
Anmerkungen											
	○ am. ○ pm.							Pre○ Post○ NBZ			

>

....

Monat :........................

Jahr :........................

Datum	Uhrzeit	SYS / DIA (Blutdruck)		Herzfrequenz	Atemfrequenz	Sauerstoffgehalt	Blutzucker	Temperatur °C / °F	Gewicht	Anmerkungen
	○ am. ○ pm.						○ Pre ○ Post ○ NBZ			
Anmerkungen										
	○ am. ○ pm.						○ Pre ○ Post ○ NBZ			
Anmerkungen										
	○ am. ○ pm.						○ Pre ○ Post ○ NBZ			
Anmerkungen										
	○ am. ○ pm.						○ Pre ○ Post ○ NBZ			
Anmerkungen										
	○ am. ○ pm.						○ Pre ○ Post ○ NBZ			
Anmerkungen										
	○ am. ○ pm.						○ Pre ○ Post ○ NBZ			
Anmerkungen										
	○ am. ○ pm.						○ Pre ○ Post ○ NBZ			
Anmerkungen										
	○ am. ○ pm.						○ Pre ○ Post ○ NBZ			
Anmerkungen										
	○ am. ○ pm.						○ Pre ○ Post ○ NBZ			
Anmerkungen										
	○ am. ○ pm.						○ Pre ○ Post ○ NBZ			
Anmerkungen										
	○ am. ○ pm.						○ Pre ○ Post ○ NBZ			
Anmerkungen										
	○ am. ○ pm.						○ Pre ○ Post ○ NBZ			
Anmerkungen										
	○ am. ○ pm.						○ Pre ○ Post ○ NBZ			
Anmerkungen										
	○ am. ○ pm.						○ Pre ○ Post ○ NBZ			
Anmerkungen										
	○ am. ○ pm.						○ Pre ○ Post ○ NBZ			

> ....

Monat : ....

Jahr : ....

Datum	Uhrzeit	Blutdruck SYS / DIA		Herzfrequenz	Atemfrequenz	Sauerstoffgehalt	Blutzucker	Temperatur °C / F	Gewicht	Anmerkungen
	○ am. ○ pm.						Pre ○ Post ○ NBZ			
Anmerkungen										
	○ am. ○ pm.						Pre ○ Post ○ NBZ			
Anmerkungen										
	○ am. ○ pm.						Pre ○ Post ○ NBZ			
Anmerkungen										
	○ am. ○ pm.						Pre ○ Post ○ NBZ			
Anmerkungen										
	○ am. ○ pm.						Pre ○ Post ○ NBZ			
Anmerkungen										
	○ am. ○ pm.						Pre ○ Post ○ NBZ			
Anmerkungen										
	○ am. ○ pm.						Pre ○ Post ○ NBZ			
Anmerkungen										
	○ am. ○ pm.						Pre ○ Post ○ NBZ			
Anmerkungen										
	○ am. ○ pm.						Pre ○ Post ○ NBZ			
Anmerkungen										
	○ am. ○ pm.						Pre ○ Post ○ NBZ			
Anmerkungen										
	○ am. ○ pm.						Pre ○ Post ○ NBZ			
Anmerkungen										
	○ am. ○ pm.						Pre ○ Post ○ NBZ			
Anmerkungen										
	○ am. ○ pm.						Pre ○ Post ○ NBZ			
Anmerkungen										
	am. ○ pm.						Pre ○ Post ○ NBZ			
Anmerkungen										
	○ am. ○ pm.						Pre ○ Post ○ NBZ			
Anmerkungen										
	○ am. ○ pm.						Pre ○ Post ○ NBZ			
Anmerkungen										
	○ am. ○ pm.						Pre ○ Post ○ NBZ			

> ....

Monat :....................
Jahr :....................

Datum	Uhrzeit		Blutdruck SYS / DIA		Herzfrequenz /	Atemfrequenz /	Sauerstoffgehalt /	Blutzucker /	Temperatur °C / °F	Gewicht /	Anmerkungen
	○am. ○pm.							Pre ○Post ○NBZ			
Anmerkungen											
	○am. ○pm.							Pre ○Post ○NBZ			
Anmerkungen											
	○am. ○pm.							Pre ○Post ○NBZ			
Anmerkungen											
	○am. ○pm.							Pre ○Post ○NBZ			
Anmerkungen											
	○am. ○pm.							Pre ○Post ○NBZ			
Anmerkungen											
	○am. ○pm.							Pre ○Post ○NBZ			
Anmerkungen											
	○am. ○pm.							Pre ○Post ○NBZ			
Anmerkungen											
	○am. ○pm.							Pre ○Post ○NBZ			
Anmerkungen											
	○am. ○pm.							Pre ○Post ○NBZ			
Anmerkungen											
	○am. ○pm.							○Pre ○Post ○NBZ			
Anmerkungen											
	○am. ○pm.							Pre ○Post ○NBZ			
Anmerkungen											
	○am. ○pm.							Pre ○Post ○NBZ			
Anmerkungen											
	○am. ○pm.							Pre ○Post ○NBZ			
Anmerkungen											
	○am. ○pm.							○Pre ○Post ○NBZ			
Anmerkungen											
	○am. ○pm.							○Pre ○Post ○NBZ			
Anmerkungen											
	○am. ○pm.							Pre ○Post ○NBZ			

Informationen zur Medikation

Datum	Medikation	Anmerkungen

Informationen zur Medikation

Datum	Medikation	Anmerkungen

Informationen zur Medikation

Datum	Medikation	Anmerkungen

Anmerkungen

Anmerkungen

Anmerkungen

Anmerkungen

Anmerkungen

> ....

Monat : ....
Jahr : ....

Datum Uhrzeit		Blutdruck SYS / DIA		Herzfrequenz	Atemfrequenz	Sauerstoffgehalt	Blutzucker	Temperatur °C / °F	Gewicht	Anmerkungen
	am. pm.						Pre Post NBZ			
Anmerkungen										
	am. pm.						Pre Post NBZ			
Anmerkungen										
	am. pm.						Pre Post NBZ			
Anmerkungen										
	am. pm.						Pre Post NBZ			
Anmerkungen										
	am. pm.						Pre Post NBZ			
Anmerkungen										
	am. pm.						Pre Post NBZ			
Anmerkungen										
	am. pm.						Pre Post NBZ			
Anmerkungen										
	am. pm.						Pre Post NBZ			
Anmerkungen										
	am. pm.						Pre Post NBZ			
Anmerkungen										
	am. pm.						Pre Post NBZ			
Anmerkungen										
	am. pm.						Pre Post NBZ			
Anmerkungen										
	am. pm.						Pre Post NBZ			
Anmerkungen										
	am. pm.						Pre Post NBZ			
Anmerkungen										
	am. pm.						Pre Post NBZ			
Anmerkungen										
	am. pm.						Pre Post NBZ			
Anmerkungen										
	am. pm.						Pre Post NBZ			

>
....

Monat :..................

Jahr :..................

Datum	Uhrzeit	SYS	/	DIA	Blutdruck /	Herzfrequenz /	Atemfrequenz /	Sauerstoffgehalt /	Blutzucker	/	Temperatur °C / °F	/	Gewicht	Anmerkungen
	○am. ○pm.								Pre○ Post○ NBZ					
Anmerkungen														
	○am. ○pm.								Pre○ Post○ NBZ					
Anmerkungen														
	○am. ○pm.								Pre○ Post○ NBZ					
Anmerkungen														
	○am. ○pm.								Pre○ Post○ NBZ					
Anmerkungen														
	○am. ○pm.								Pre○ Post○ NBZ					
Anmerkungen														
	○am. ○pm.								Pre○ Post○ NBZ					
Anmerkungen														
	○am. ○pm.								Pre○ Post○ NBZ					
Anmerkungen														
	○am. ○pm.								Pre○ Post○ NBZ					
Anmerkungen														
	○am. ○pm.								Pre○ Post○ NBZ					
Anmerkungen														
	○am. ○pm.								Pre○ Post○ NBZ					
Anmerkungen														
	○am. ○pm.								Pre○ Post○ NBZ					
Anmerkungen														
	○am. ○pm.								Pre○ Post○ NBZ					
Anmerkungen														
	○am. ○pm.								Pre○ Post○ NBZ					
Anmerkungen														
	○am. ○pm.								Pre○ Post○ NBZ					
Anmerkungen														
	○am. ○pm.								Pre○ Post○ NBZ					
Anmerkungen														
	○am. ○pm.								Pre○ Post○ NBZ					

> ....

Monat :......................
Jahr :......................

Datum	Uhrzeit	Blutdruck SYS / DIA	/ Herzfrequenz	/ Atemfrequenz	/ Sauerstoffgehalt	/ Blutzucker	Temperatur °C / °F	/ Gewicht	Anmerkungen
	○am. ○pm.					Pre Post NBZ			
Anmerkungen									
	○am. ○pm.					Pre Post NBZ			
Anmerkungen									
	○am. ○pm.					Pre Post NBZ			
Anmerkungen									
	○am. ○pm.					Pre Post NBZ			
Anmerkungen									
	○am. ○pm.					Pre Post NBZ			
Anmerkungen									
	○am. ○pm.					Pre Post NBZ			
Anmerkungen									
	○am. ○pm.					Pre Post NBZ			
Anmerkungen									
	○am. ○pm.					Pre Post NBZ			
Anmerkungen									
	○am. ○pm.					Pre Post NBZ			
Anmerkungen									
	○am. ○pm.					Pre Post NBZ			
Anmerkungen									
	○am. ○pm.					Pre Post NBZ			
Anmerkungen									
	○am. ○pm.					Pre Post NBZ			
Anmerkungen									
	am. pm.					Pre Post NBZ			
Anmerkungen									
	○am. ○pm.					Pre Post NBZ			
Anmerkungen									
	○am. ○pm.					Pre Post NBZ			
Anmerkungen									
	○am. ○pm.					Pre Post NBZ			

>
....

Monat :........................
Jahr :........................

Datum	Uhrzeit	SYS	/	DIA	Blutdruck /	Herzfrequenz /	Atemfrequenz /	Sauerstoffgehalt /	Blutzucker /	Temperatur °C / °F	Gewicht /	Anmerkungen
	○am. ○pm.								Pre○ Post○ NBZ			
Anmerkungen												
	○am. ○pm.								Pre○ Post○ NBZ			
Anmerkungen												
	○am. ○pm.								Pre○ Post○ NBZ			
Anmerkungen												
	○am. ○pm.								Pre○ Post○ NBZ			
Anmerkungen												
	○am. ○pm.								Pre○ Post○ NBZ			
Anmerkungen												
	○am. ○pm.								Pre○ Post○ NBZ			
Anmerkungen												
	○am. ○pm.								Pre○ Post○ NBZ			
Anmerkungen												
	○am. ○pm.								Pre○ Post○ NBZ			
Anmerkungen												
	○am. ○pm.								Pre○ Post○ NBZ			
Anmerkungen												
	○am. ○pm.								Pre○ Post○ NBZ			
Anmerkungen												
	○am. ○pm.								Pre○ Post○ NBZ			
Anmerkungen												
	○am. ○pm.								Pre○ Post○ NBZ			
Anmerkungen												
	○am. ○pm.								Pre○ Post○ NBZ			
Anmerkungen												
	○am. ○pm.								Pre○ Post○ NBZ			
Anmerkungen												
	○am. ○pm.								Pre○ Post○ NBZ			

Informationen zur Medikation

Datum	Medikation	Anmerkungen

Informationen zur Medikation

Datum	Medikation	Anmerkungen

Informationen zur Medikation

Datum	Medikation	Anmerkungen

Anmerkungen

Anmerkungen

Anmerkungen